POLYCLINIQUE DE LYON
Rue de la Préfecture, 12

PREMIÈRE ANNÉE — 1886-1887

COMPTE-RENDU DU SERVICE
DES
MALADIES DES YEUX

PAR LE

Dr ALBERT MASSON

ANCIEN CHEF DE CLINIQUE OPHTHALMOLOGIQUE A LA FACULTÉ DE LYON
MÉDECIN DE L'ASSISTANCE PUBLIQUE

LYON
IMPRIMERIE P.-M. PERRELLON
28, grande rue de la Guillotière, 28

1887

CONSULTATIONS GRATUITES

Rue de la Préfecture, 12

MALADIES DES YEUX

DOCTEUR ALB. MASSON

Ex-Chef de Clinique à la Faculté de Lyon

Mardi / **Samedi** } **à 3 heures**

Mercredi, à **9** h. du matin : **OPÉRATIONS**

Les Malades sont reçus sans aucune pièce ou certificat d'indigence

Les médicaments et objets de pansement ne sont fournis gratuitement qu'aux malades recommandés par les personnes qui auront réclamé à la Clinique une **Carte spéciale.**

COMPTE-RENDU 1886-87

Les *spécialistes* c'est-à-dire les médecins qui s'appliquent exclusivement à l'étude des maladies d'un organe important, ont conquis la faveur du public par les services qu'ils ont rendu. Il faut cependant reconnaître qu'en France seulement, malgré les travaux qu'ils ont publié, il n'ont pas encore triomphé complètement de la prévention avec laquelle ils ont été accueillis dès le début par les représentants de la doctrine médicale, soi-disant officielle.

En fondant ce que nous avons appelé la *Polyclinique* nous savions donc ce que nous avions à faire pour répondre aux insinuations plus ou moins perfides et souvent intéressées, qui ne nous ont pas été ménagées.

Si notre tentative avait échoué, si la première période — période de curiosité — une fois passée, nous avions vu nos malades diminuer en nombre, nous aurions abandonné notre projet. Sans honte,comme sans hésitation, nous aurions déclaré que nous nous étions trompé en supposant que les consultations actuellement existantes suffisaient à tous les besoins, satisfaisaient tous les malades.

Depuis bientôt deux ans, la *Polyclinique* non-seulement vit, mais se développe de plus en plus. Nous sommes donc autorisé à conclure que nous rendons des services, puisque le nombre de ceux qui viennent réclamer nos soins est de plus en plus considérable.

Le chiffre des consultations données s'élève à plusieurs milliers, mais comme notre intention n'est pas d'éblouir par des chiffres, nous dirons que le nombre total des malades en traitement a été de 902 pour les affections de la gorge, des oreilles et du nez, et 651 pour les affections des yeux, soit au total

1553 (1), dont nous ne retiendrons que les chiffres qui s'appliquent aux affections oculaires.

Le chiffre de 651 malades ayant suivi un traitement à la polyclinique — service des maladies yeux — est réparti à peu près également suivant les mois, et le nombre de malades nouveaux examinés à chaque séance, a été en moyenne de 4 ou 5 (exactement 4, 5).

*
* *

Ce compte-rendu étant le premier, nous devons tout naturellement y consigner les détails sur le mode de fonctionnement de nos consultations.

Nous n'avons pas voulu élever autel contre autel, et enlever aux cliniques similaires existantes la clientèle qu'elles se sont attachés par des services rendus.

Notre but a été de donner à une classe de la société particulièrement intéressante, les soins qui sont offert aux indigents dûment inscrits et munis de certificats que certains ne vont pas demander sans serrêment de cœur.

N'ayant à compter avec aucun règlement et n'ayant à ménager les deniers d'aucune administration ni d'aucun comité, nous avons fermé volontairement les yeux sur les abus, et les consultations de la *Polyclinique*, toujours *absolument gratuites*, ont été donnée sans jamais demander au malade la preuve de son indigence.

On se contente lors de la première visite de porter sur un registre et une feuille d'observation le nom qu'il veut bien donner, afin de retrouver s'il y a lieu, plus tard, l'histoire de sa maladie.

Grâce à cette manière de faire, nous avons été utiles, nous sommes fiers de le dire, à un grand nombre de malheureux plus indigents en réalité qu'en apparence, à qui une certaine honte interdit l'hôpital, tandis que leurs ressources les empêchent de franchir la porte d'un spécialiste.

---

(1) Le traitement ayant nécessité une moyenne de 8 consultations, chaque malade étant revenu plusieurs fois, le nombre exact de consultation a donc dépassé **12,000**, au 1er novembre 1887.

— —

Nous avons abandonné absolument une habitude que nous considérons comme mauvaise, bien qu'elle soit générale, et tous nos malades sans exceptions, sont introduits et interrogés un à un.

Le temps qu'on perd en n'opérant pas *par fournées*, est largement compensé par la facilité avec laquelle on recueille souvent des renseignements qu'on n'obtient jamais par un interrogatoire presque public. De plus, le secret professionnel n'est pas violé.

L'introduction des malades un à un dans le cabinet transformé en chambre noire, a d'ailleurs l'immense avantage de permettre sans fatigue l'examen de tous les yeux à l'éclairage oblique.

Les maîtres en ophthalmologie savent seuls combien cette manière d'opérer facilite les recherches et évite d'erreurs.

*
* *

Dans ce compte-rendu qui sera publié à la fin de chaque année on ne trouvera ni travaux à large envergure, ni description de microbes nouveaux, nous nous contenterons de signaler ce qui peut intéresser tous les médecins qui n'ont pas le temps et pas la facilité de suivre pas à pas les progrès de l'ophthalmologie.

Tout le monde sait, en effet, qu'à des dates périodiques apparaissent des découvertes qui étonnent tout d'abord. Tantôt c'est un médicament, tantôt c'est un procédé opératoire qui est prôné et vanté bruyamment à sa naissance.

Les praticiens qui ont entendu les pétards tirés par de savantes sociétés en l'honneur d'un grand homme ou d'une grande invention, ne sont généralement pas prévenus avec tant de solennité que le grand homme ou la grande invention n'étaient pas nés viables.

De là, souvent des insuccès où l'on espérait de retentissants triomphes.

Quand nous éprouverons des déceptions de ce genre, nous les consignerons afin que d'autres puissent profiter de l'expérience acquise.

*
* *

Réduits à nos seules ressources dans le début, nous devons dire cependant que nous n'avons pas été longtemps sans voir venir à nous des sympathies qui nous ont rapidement permis de fournir, en certaines circonstances, les médicaments et certains objets de pansement.

Nous saisissons cette occasion pour remercier tous ceux qui ont bien voulu ainsi s'associer à notre tentative, et c'est aussi afin qu'ils sachent à quelles œuvres ils ont contribué, que nous avons pris la résolution de publier ce compte-rendu.

Un très grand nombre de pharmaciens exécutent les ordonnances revêtues du timbre de la *Polyclinique* au tarif du Bureau de bienfaisance.

Plusieurs opticiens ont bien voulu également consentir dans certains cas des réductions considérables sur leurs prix ordinaires.

Un bandagiste dont l'éloge n'est plus à faire, M. Achard Milhet, a bien voulu, sur notre indication, construire des appareils compresseurs de l'œil, dont nous décrirons en détail la structure, les indications et les qualités.

Enfin, un certain nombre d'étudiants et de jeunes docteurs ont bien voulu nous assister lors de nos consultations.

Que tous ces amis de la Polyclinique, collaborateurs de notre œuvre à des titres divers, veuillent bien accepter ici nos remerciements les plus sincères.

Grâce à l'organisation adoptée, nous avons vu à notre clinique un certains nombre d'ouvriers étrangers : Italiens, Autrichiens, Espagnols, etc., même Russes, qui séjournant depuis peu de temps à Lyon, éprouvaient des difficultés pour obtenir des autorités compétentes, les certificats demandés dans d'autres cliniques.

La bienveillance des Consuls auxquels appartenaient ces malheureux, nous a souvent payé largement de nos soins.

Considérations générales

Bien résolus, comme nous l'avons déjà dit, à ne pas nous aventurer sur le terrain des hypothèses scientifiques et laissant à qui de droit cette partie de l'ophthalmologie, nous nous sommes efforcés de nous maintenir sur le terrain pratique, et c'est pour cette raison que nous nous sommes attachés en premier lieu aux pansements.

Tout d'abord nous avons abandonné l'acide phénique, trop irritant pour certaines peaux.

L'acide borique a rapidement perdu notre confiance comme antiseptique. Dans certain hospice où les solutions concentrées de cet acide sont journellement employées en grande quantité, nous avons trouvé des raisons de persister dans cette manière de voir.

Il existe, en effet, quelque part une solution saturée qui, quoique fréquemment renouvelée est conservée dans un tonneau dont les douves présentent des échantillons les plus variés des cryptogames de toutes les espèces,

Jusqu'à présent le salycilate de phénol, et la liqueur de Van Swieten pure ou diluée suivant l'indication, paraissent l'emporter de beaucoup sur les autres antiseptiques.

Il nous est arrivé dans bien des circonstances de constater combien le médecin devait se préoccuper de la façon dont ses prescriptions étaient exécutées. Pour la pommade au précipité jaune notamment, il y a autant de manière de faire que de pharmaciens. Nous devons dire cependant que tout n'est pas de leur faute et si quelquefois ils prennent du précipité rouge au lieu du précipité jaune *canari*, bien des médecins oublient trop souvent de prescrire scrupuleusement la porphyrisation.

Nous avons pris l'habitude de toujours nous faire présenter le médicament et les résultats obtenus ne sont pas faits pour nous faire regretter ces précautions.

Les pansements sont faits avec des produits antiseptiques, et nous avons proscrit presque absolument l'usage du linge.

Nous croyons qu'au point de vue de la propreté et de la contagion, on n'est jamais absolument sûr que le blanchissage ait été suffisant.

Suivant en cela l'exemple des cliniques de Paris, les plaies sont lavées, et les yeux sont simplement essuyés avec du coton hydrophyle aseptique, qui est brûlé après chaque séance.

L'avantage au point de vue de la sécurité compense, et audelà le surcroît de dépense.

La *Tourbe* préparée, a quelquefois été substituée au coton, sur lequel elle n'a pas d'autre avantage que la modicité de son prix de revient.

MALADIES DE LA RÉGION ORBITAIRE

Abcès du grand angle des paupières	1
Brûlures	1
Kyste dermoïde congénital du sourcil	1
Tic nerveux	2
Tumeurs malignes	3
Zona	1

Aucun des malades étudiés dans cette catégorie ne présentait de particularités intéressantes à signaler excepté cependant un malheureux dévoré par une tumeur cancéreuse.

Au milieu d'un orbite considérablement agrandi par destruction des os et des parties molles — on voyait les pulsations cérébrales et on les sentait à travers une mince membrane — l'œil est resté indemne, et n'a pas été envahi par le néoplasme.

Le malade vit encore, chaque poussée aiguë, amène des syncopes que provoquent également les pansements faits avec les liquides les plus anodins pulvérisés à la surface de la plaie.

La sclérotique aussi bien que la cornée ont également bien résisté.

La conjonctive seule a disparu de même que les muscles.

Le globe n'est suspendu que par le nerf optique et de rares adhérences.

MALADIES DES PAUPIÈRES

Blépharites ciliaires chroniques	22
Paralysie du releveur (prolapsus)	2
Eczéma des paupières	8
Trichiasis	2
Entropion	4
Ectropion — accidentel (brûlure)	1
Ectropion — sénile	1
Ectropion — opérable	1
Epithélioma non opérable	2
Lupus	1
Chalazion	10
Kyste séreux	1
Ankyloblépharon	2
Déchirure traumatique	1
Erythème palpébral	4

Les blépharites avec croûtes à la base des cils ne guérissent avec la pommade au précipité jaune ($\frac{0\ 50}{8}$) que si on a la précaution d'appliquer cette pommade après avoir fait tomber préalablement la croûte avec des cataplasmes d'amidon.

Nous nous sommes bien trouvés dans les cas légers d'une application avec le pinceau de Liqueur de Van Swieten et glycérine (aa).

La liqueur de Van Swieten pure nous a paru également excellente dans les cas d'eczéma des paupières.

Les entropions et ectropions ont été opérés d'après les méthodes actuellement employées par tous les chirurgiens.

Le cas de lupus signalé est intéressant à plus d'un titre, et voici l'observation résumée du malade :

X..., habitant Oullins, âgé de plus de soixante ans, de très belle constitution, se présente avec une ulcération siégeant à l'angle interne de l'œil droit, la paupière inférieure est envahie toute entière, le sac lacrymal a l'aspect fongueux et saigne facilement, il paraît béant. Pas de ganglions. — On croit à un épithélioma de l'angle, on conseille l'opération.

Le malade ajourne, mais la tumeur envahissant toujours, il entre à l'Hôtel-Dieu. — Au bout de 3 semaines, après examen, il est renvoyé sans opération avec le diagnostic : cancer.

Le malade revient à notre clinique. — L'ulcération a envahi la moitié de la joue, mais un examen minutieux nous démontre qu'en dehors de la grande ulcération s'en trouve une petite, large comme une pièce de cinq francs en or, et *séparée de l'autre par un espace absolument sain.*

Nous rejetons immédiatement notre premier diagnostic et persuadé que nous avons en face de nous une tumeur relativement bénigne, nous procédons au raclage et à l'abrasion. Aujourd'hui le malade serait guéri complètement si la destruction du sac lacrymal n'avait pas amené un épiphora qui entretient une irritation légère du bord de la paupière inférieure.

L'ankyloblépharon signalé avait été la conséquence d'une brûlure (éclat de fonte en fusion), la soudure de l'œil avec la paupière avait eu lieu dans la région ciliaire.

Les tiraillements continuels de cette région entretenaient un état d'irritabilité de l'œil dont la vision était déjà très compromise par la destruction d'une partie notable de la cornée.

La vue était restée quantitative.

Au bout de plusieurs semaines, l'œil sain présentait une vision considérablement diminuée, un champ visuel rétréci.

Les maux de tête apparaissent violents et, quand le malade ne peut plus lire que les gros caractères, les symptômes de l'ophthalmie sympathique nous paraissant suffisamment apparents, l'énucléation fut faite.

Aujourd'hui le malade a repris son travail.

MALADIE DE LA CONJONCTIVE

Conjonctivite purulente	1
Ophthalmie néo-natorum	4
Conjonctivite folliculaire	6
» simple	38
» catarrhale	34
» granuleuse	4
Ecchymose s. conjonctivale spontanée	1
» » traumatique	3
Conjonctivite sénile	6

Le crayon de nitrate d'argent pur nous semble le meilleur traitement des conjonctivites purulentes ou néo-natorum, de même que le sulfate de cuivre dans les ophthalmies catarrhales.

Pour les ophthalmies granuleuses, nous avons obtenu des succès inattendus avec l'acide chromique qui ne doit être employé qu'avec certaines précautions.

Un certain nombre de conjonctivites chroniques rebelles. ont cédé très facilement au traitement suivant qu'acceptent bien volontiers ceux qui craignent le sulfate de cuivre, qui d'ailleurs ne réussit pas toujours dans les cas de cette nature :

1° Verser quelques gouttes de cocaïne $\frac{0\ 50}{15}$;

2° Avec un compte-gouttes, faire tomber dans le cul-de-sac palpébral 3 ou 4 gouttes de nitrate d'argent $\frac{0\ 10}{20}$;

3° Neutraliser immédiatement avec une solution de chlorure de sodium versée abondamment.

Le malade accuse une sensation désagréable de gravier qui dure une heure, mais la douleur est bien moins vive que celle que donne le sulfate de cuivre.

Sous le nom de conjonctivite sénile, nous avons réunis des cas de conjonctivites chroniques qu'on améliore facilement, qu'on ne guérit presque jamais, et qui sont manifestement dues à l'âge et à l'état des paupières.

MALADIES DE LA CORNÉE

Kératite	ulcéreuses	37
	phlycténulaires	40
	panneuses	5
	parenchymateuses	3
	traumatiques (corps étrangers)	12
	ancienne (néphélion tatoué)	2
Abcès de la cornée		8
Néphélion, leucôme, albugo		23
Descemétite (kératite ponctuée)		2
Staphylômes cornéens		6
Cornée conique		1

La pommade au précipité jaune donne dans certaines kératites des résultats excellents, mais quelquefois les pharmaciens substituent le précipité rouge au précipité jaune au grand détrimeut du malade

Il nous a semble très important de recommander la porphyrisation. Dans plus d'une circonstance, les cristaux de précipité jaune mal écrasés et appliqués sur la conjonctive ont produit de véritables petites eschares.

Les solutions légères d'acide chromique donnent également des inflammations substitutives que nous avons utilisées dans plusieurs circonstances.

Dans les cas de descemétite, il nous a semblé que les collyres à l'iodure de potassium avaient une influence marquée.

Malheureusement les cas sont trop peu nombreux pour entraîner la conviction.

Dans les kératites parenchymateuses un seul malade a eu la patience d'attendre sa guérison plusieurs mois et nous n'avons pas eu l'occasion d'expérimenter le procédé par le « massage » de la cornée, auquel M. le docteur Grandclément doit les résultats qu'il communiquait tout récemment à la Société de médecine.

MALADIES DE L'IRIS

Iritis	rhumatismale	12
	cause inconnue	3
	spécifique	6
	plastique	4
Irido-capulite	avec adhérences légères	9
	avec trouble de la cristalloïde	4
	traumatique (coup de couteau)	2
Irido-kératite		6
Persistance de la membrane pupillaire		1
Sarcome irien		1

Un cas d'iritis rhumatismale que nous avons vu, avait été mis au régime de *douze* (12) grammes d'iodure par jour, et il s'agissait d'une jeune fille absolument indemne de syphilis !

Ce traitement maintenu malgré les protestations de la malade, et ses douleurs d'estomac avait amené un trouble cornéen intense qui a disparu en peu de jours, simplement par la suppression de l'iodure.

Quand l'étiologie « rhumatisme » est évidente et qu'un accès d'iritis remplace une poussée articulaire, l'antipyrine et le salycilate ont une action très manifeste sur l'élément douleur.

Le sarcome irien que nous avons examiné ou mieux revu, s'était développé sur l'œil d'une petite fille à qui des maîtres en ophthalmologie avaient conseillé l'enucléation.

Cette grave détermination avait été prise d'après l'avis des auteurs les plus compétents, et le cas actuel ressemblait absolument à une pièce dessinée par le professeur Guaita, dans les journaux italiens. Aujourd'hui la guérison est complète, elle s'est opérée naturellement, et il ne reste comme témoin qu'une tache cicatricielle sur l'iris et la cornée.

Il serait à souhaiter que ce fait ait le retentissement des cas signalés en Angleterre, en France et en Italie, cas dans lequel — en face d'une préparation microscopique! — on s'applaudissait d'avoir procédé à l'énucléation.

MALADIES DU CRISTALLIN

Cataractes	opérables	25
	non mûres	11
	compliquées (adhérences, lésions prof)	5
	monoculaires (non opérées)	13
	traumatiques	2
	polaires postérieures	2
Opérés revus pour différentes raisons		11

Les maladies du cristallin n'ont présenté que deux cas à signaler.

Deux sœurs de 43 et 45 ans, présentaient un début de cataracte des deux yeux, la plus jeune avait une vision plus compromise que l'aînée.

L'état général et la maigreur faisaient penser à un diabète.

L'analyse n'a rien trouvé dans les urines, si ce n'est une quantité de phosphate triple de la quantité normale.

Dans un autre cas, les troubles du cristallin étaient dû à une diarrhée chronique datant de 15 ans.

Nous avons fait une catégorie à part des cataractes monoculaires, parce que, contrairement à ce que conseillent certains oculistes, nous n'engageons jamais le malade à se faire opérer avant que le second œil soit atteint à son tour.

Sur les 11 opérés revus pour différentes raison, 7 venaient nous trouver pour nous demander une amélioration à leur sort. Ayant un œil opéré avec succès et l'autre à peu près sain, les lunettes leur étaient absolument insupportables parce qu'on n'avait pas eu la précaution de choisir un verre approprié pour chaque œil. On s'était contenté de mettre devant les deux yeux des lentilles de 10 ou 12 dioptries,

MALADIES DE LA CHOROÏDE

Irido-choroïdite	4
Scléro-choroïdite postérieure avec staphylôme post	11
Choroïde pigmentaire ayant amené un strabisme	1
Choroïdite atrophique	4
Sarcome	1

Le sarcome a refusé l'énucléation qui déjà d'ailleurs lui avait été offerte dans une autre clinique.

MALADIES DU VITRÉ

Troubles jumenteux	2
Corps flottants	2
Troubles jumenteux suivis d'atrophie du nerf optique	3
» syphilitiques	2
Caillot (traumatisme)	1
Hémorragie	1

Ce n'est que quand la syphilis était la cause manifeste des maladies du vitré, que le traitement a eu rapidement raison de l'altération de cette humeur.

Dans deux cas de troubles jumenteux à étiologie inconnue, les troubles ont fini par disparaître sans bénéfice pour le malade, dont le nerf optique avait subi la transformation de l'atrophie blanche.

MALADIES DE LA RÉTINE

Rétinite albuminurique (morts)		2
Œdême péri-papillaire		6
Rétinite syphilique		1
Décollement	double	2
	simple	4
	avec myopie considérable	2
Hémorrhagie		2
Hypéresthésie rètinienne		2

Un décollement simple a guéri sans traitement autre que l'éserine.

Deux cas d'hypéresthésie ont guéri également par les injections d'atrophine et de morphine et la belladone à l'intérieur.

ATROPHIE DU NERF OPTIQUE

Origine inconnue ou douteuse	12
» Alcoolique	10
» Syphilitique	6
Ataxie au début	4
Névrite optique spécifique	2

Les maladies du nerf optique et plus spécialement les atrophies constituent une clientèle assurée à tous ceux qui ouvrent une salle de consultation. Il faut avouer que les malheureux atteints de cette terrible maladie ont un sort peu enviable. Le plus souvent, une fois le diagnostic posé, on prononce à mots plus ou moins couverts une condamnation fatale, et le malade est renvoyé avec un traitement identique à celui qui lui avait été conseillé ailleurs.

Nous croyons cependant que l'atrophie est un symptôme commun à des maladies bien différents et qu'on ne saurait bien longtemps continuer à en faire une entité morbide spéciale.

Cette idée, qui nous était déjà venue lorsque notre ami, le docteur Bergougnoux faisait sa thèse sur ce sujet (1) n'a fait que s'affermir depuis et nous publierons nos observations cliniques sur cette matière.

Constatons simplement en passant que l'antipyrine, vantée un moment, ne nous a pas donné de résultats.

L'iodure de potassium seul a plusieurs guérisons à son actif. Nous l'administrons *toujours en mangeant* en alternant avec l'iodure de sodium, et nous devons dire à ce propos, qu'associé à la glycirrhizyne ammoniacale, son mauvais goût est considérablement atténué ($\frac{2}{100}$).

VICES DE RÉFRACTION

Myopie sans complications	19
Hypermétropie sans strabisme	20
Astigmatisme régulier	17
» irrégulier	10

(1) Thèse de Lyon, 1884.

Strabisme	interne alternant (hypermétropique) .	23
—	interne paralytique.	2
—	externe avec prolapsus de la paupière (spécifique)	5
—	interne avec leucôme cornéen.	1
—	interne avec lésion du fond de l'œil .	1
Paralysie spécif. de l'accomod.	. . . .	3

Les vices de réfractions ont été traités suivant la méthode ordinaire applicable à chaque cas en particulier.

Faute d'instruments spéciaux, nous déterminons l'astigmatisme avec le disque de Placido et les verres cylindriques.

Pour les lunettes nous n'imposons jamais un opticien plutôt qu'un autre, nos numérotations étant ordinairement à la fois en pouces et en dioptries, de façon à n'offrir aucune prise à certaines critiques.

Peut-être devrions-nous, au contraire, hâter le moment oùle système métrique sera seul employé et ne formuler qu'en dioptrie, si nous ne l'avons pas fait, c'est pour qu'on ne puisse supposer, de notre part, de blamâbles compromissions.

AFFECTIONS DIVERSES

Glaucôme aigu.	1
» chronique	5
Ophthalmie sympathique.	8
Arrêt de développement.	2
Amblyopie anémique (1).	1
Traumatismes (2).	2
Brûlures (3).	1

(1) Chez une nourrice.

(2) Plaie perforante de l'œil. Blessure du cristallin qui ne s'opacifie que deux mois après en même temps que l'œil devient phthisique.

(3) La brûlure que nous signalons a été produite par la projection de plomb fondu reçu dans l'œil au moment de la coulée dans un moule humide.

Une fois déjà, en l'absence de M. le professeur Gayet, quand j'avais l'honneur de le remplacer à l'Hôtel-Dieu, j'avais eu à constater un accident de nature identique. Une femme suspendant une casserole étamée, qui avait séjourné sur un fourneau avait reçu de l'étamage dans l'œil. Dans les deux cas le métal s'était solidifié sur

Dyschromatopsie congénitale (daltonisme) 2
Amblyopie nerveuse (4). 4
Nevropathes. 7

AFFECTIONS DES VOIES LACRYMALES

1° Oblitération des deux points lacrymaux, brûlure et conjonctivite chronique 4
2° Oblitération d'un seul point lacrymal par conjonctivites, cautérisations ou d'origine congénitale. 9
3° Rétrécissement du canal sur son trajet (cicatrices, fausses routes, injections). 4
4° Oblitération de l'orifice nasal par :
Cicatrices des cornets 2
Ulcérations des cornets. 5
Hypertrophie » 1
Atrophie » 1
Gonflement inflammatoire. 9
Tumeurs ou végétations 3
Affections osseuses. 8

Quand nous avons trouvé un catarrhe du sac (muco-purulent ou purulent) nous avons presque toujours pu remonter à la cause, et c'était une affection oculaire (conjonctivite par exemple) ou nasale, qui souvent avait occasionné cette maladie ; quelquefois au contraire, de simples sondages avaient transformé un épiphora en catarrhe purulent, et amené des abcès.

5° Enfin un certain nombre d'épiphoras ont été rattaché à des vices de réfraction, et avaient pour principal caractère leur intermittence.

Tous ceux qui ont suivi pendant quelque temps un service quelconque d'ophthalmologie, ont certainement vu des malades

---

la surface de l'œil et l'avait moulé, mais les yeux n'avaient pas été gravement atteints, grâce aux phénomènes de caléfaction qui produisent l'état sphéroïdal.

Pour que ces phénomènes se produisent, il faut que le métal en fusion atteigne au moins 171 degrés centigrades, dans les cas que nous citons, la fusion se faisant à 320°, pendant que le métal descendait à 171, les larmes avaient eu le temps d'arriver et sauver l'œil.

(4) En coïncidence avec des affections nerveuses. Epilepsie et hystérie.

atteints d'épiphora subir pendant des mois et des mois, les traitements les plus variés et cela sans aucun résultat.

La guérison, on peut le dire, est l'exception et l'aggravation fréquente résulte bien souvent de fausses routes créées par la sonde, ou d'injections aussi variées qu'inutiles.

Frappé de ces faits, et convaincu que les trois quarts des malades quittent leur médecin, non pas guéris, mais fatigués de traitements inutiles, j'en ai recherché quelques uns, et j'ai voulu après tant d'autres reprendre la question et l'étudier, mais en suivant une indication beaucoup plus rationnelle.

Sur 46 malades retrouvés, pas un n'avait été examiné avec le spéculum nasal, de sorte qu'il faut avouer que tous les médecins qui avaient eu à s'occuper de ces pauvres diables, ont agi comme des ingénieurs qui prétendraient empêcher le Rhône d'inonder Lyon, en creusant son lit au milieu de la ville sans s'inquiéter si un barrage ou tout autre obstacle n'existe pas à quelques kilomètres plus bas que la ville.

Nous n'insisterons pas davantage sur un sujet qui n'est rien moins que flatteur pour notre amour-propre, et nous nous contentons d'appeller l'attention sur la classification que nous avons cru devoir adopter.

Notre intention est de publier les observations que nous avons recueillies dans un mémoire séparé, afin de démontrer que la connaissance de la structure et des maladies du nez ainsi que le maniement du spéculum nasal, sont absolument indispensables à quiconque veut soigner un simple épiphora.

*
* *

Une clinique ouverte à tous ceux qui souffrent de maladies des yeux reçoit nécessairement bien des malheureux incurables qui viennent demander une guérison impossible à obtenir.

Ces pauvres aveugles ne sachant souvent que devenir, demandent aux médecins des conseils et des renseignements sur les asiles et les refuges fondés pour soulager leurs infortunes.

Ces asiles existent sous différents noms, mais malheureusement, il faut le dire — puisque c'est la vérité — Lyon ne possède rien qui soit vraiment recommandable, aucun Institut n'est assez largement ouvert pour être accessible à tous les sexes et à toutes les fortunes. Aucun n'est muni de tous ces appareils perfectionnés, qu'on trouve dans les établissements analogues hors de France.

Il entre dans les vues de ceux qui ont aidé la *Polyclinique* à ses débuts de combler cette lacune.

D'ici peu nous espérons que grâce à des machines dont quelques-unes sont déjà construites et seront bientôt brevetées, nous pourrons offrir aux aveugles un asile où ils feront leur apprentissage. Des métiers qui leur était interdit jusqu'alors, tels que menuisiers, tourneurs, sculpteurs, etc., pourront leur permettre de gagner leur vie.

Des ateliers seront ouvert, s'il y a lieu, au fur et à mesure des besoins, en même temps que les méthodes de lecture et écriture les plus usitées et les plus pratiques seront enseignées.

Malgré les difficultés de toute nature qu'il nous reste à surmonter, nous espérons que dans notre prochain compte-rendu, nous pourrons annoncer que nos projets actuels ont reçu un commencement d'exécution.

Lyon, le 1er novembre 1887.

Dr A. MASSON,

Chargé du service des maladies des yeux, à la Polyclinique
Ancien Chef de Clinique à la Faculté de Lyon
Médecin de l'Assistance publique.

NOTA. — Au moment où ce compte-rendu était sous presse, le Conseil général du département de la Seine, sur le rapport de M. Gauffrès, votait la création d'un atelier-asile pour les aveugles. Cet atelier-asile, dans l'idée de l'auteur de la proposition, devait être analogue à ce que nous voudrions voir installer à Lyon.

Ce même rapport établit qu'il y a en France 36,632 aveugles dont les quatre cinquièmes au moins recourent à la mendicité par suite de l'impossibilité de subvenir à leurs besoins !

Dr A. M.

LYON

IMPRIMERIE PERRELLON, GRANDE RUE DE LA GUILLOTIÈRE, 28

PUBLICATIONS DIVERSES

Docteur A. MASSON

1° Des causes de la mort des mineurs (Explosion du puits Jabin, 1876).

2° Note sur un cas de carie du larynx (*In Annales des maladies du larynx* et *Lyon-médical* (1876).

3° Astigmatisme cornéen et perception des couleurs chez les opérés de cataracte (1883).

4° Homère et Milton, détermination de leurs affections oculaires par l'analyse de leurs œuvres (1887).

Drs E. HOCQUART et A. MASSON

5° Examen hystologique d'yeux opérés de la cataracte (communication à la Société de médecine de Lyon).

6° Note sur un cas de microphthalmie compliquée de glaucôme.

7° Etude sur le cristallin (1883) in *Archives d'ophthalmologie.*

Profr A. GAYET, Drs HOCQUART et A. MASSON

8° La photographie appliquée à l'ophthalmologie.

9° Iconographie photographique de la Clinique ophthalmologique de la Faculté de Lyon (3 vol. Molteni, éditeur, Paris), par le professeur A. Gayet, E. Hocquard et A. Masson.

10° Essai sur l'atrophie du globe oculaire par le professeur A. Gayet et A. Masson, chef de clinique. (Archives d'ophth. 1885).

Docteur F. BREBION

Chargé du service des maladies des oreilles, de la gorge et du nez à la Polyclinique

1° De l'aspect velvétique de l'espace inter-aryténoidien dans la phymie laringée.

2° De la température de la paroi thoracique chez les phthisiques (*in Revue mensuelle de chirurgie*).

3° De l'aphonie nasale.

Dr M. BERNAY

Des Affections qui nécessitent la Castration.

www.ingramcontent.com/pod-product-compliance
Ingram Content Group UK Ltd.
Pitfield, Milton Keynes, MK11 3LW, UK
UKHW020454220726
13923UKWH00006B/2533